DE LA BOURBOULE

ET DE SES

INDICATIONS THÉRAPEUTIQUES

PAR

Le Docteur Germaine KOHN ENRIQUEZ

Ancien laryngologiste de la Commission antituberculeuse Rockfeller
Médecin consultant aux Eaux de la Bourboule

PARIS

IMPRIMERIE A. DAVY

52, rue Madame

AVANT-PROPOS

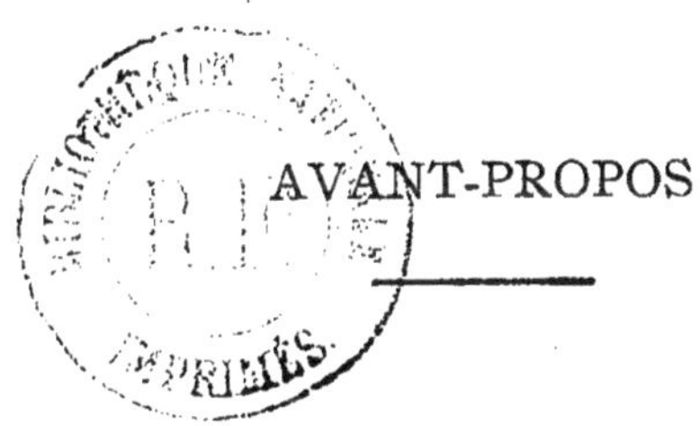

Nous nous excusons d'envoyer à nos confrères un exposé aussi sommaire de l'action thérapeutique des eaux de la Bourboule, mais nous avons simplement pour but de leur rappeler, en les groupant, les principales indications de cette station thermale.

Déjà très fréquentée avant 1914, elle nous semble appelée à prendre encore un nouvel essor. La guerre, la terrible épidémie de grippe qui, en 1918-1919, sévit dans le monde entier, fournissent, malheureusement, un vaste contingent de malades à la Bourboule : paludéens, gazés, bronchitiques chroniques, prétuberculeux et tuberculeux du début non congestifs, etc.

Petite commune d'environ 2.000 habitants, située en Auvergne, dans une vallée riante et verte, entourée de montagnes aux plateaux boisés et d'altitude moyenne, traversée par la Dordogne qui n'est encore qu'un torrent, la Bourboule attire le baigneur autant par le charme reposant du site que par l'efficacité thérapeutique de ses eaux richement minéralisées. Pas de cîmes neigeuses, de paysages grandioses comme en Suisse, en Savoie ou dans les Pyrénées, mais partout de la verdure et des bois. L'altitude de la Bourboule est de 850 mètres seulement ; toutefois, le plateau de Charlannes, auquel on accède facilement par un funiculaire, est à 1.200 mètres. Ce plateau, d'où l'on domine les vallées environnantes, offre des régions, boisées uniquement par des sapins. C'est un lieu idéal pour les malades qui ont besoin du traitement Bourboulien, complété par une cure de repos, d'air et de soleil.

La Bourboule est protégée contre les vents par la chaîne des Monts-Dores qui l'entourent au Nord. Orientée de l'Est à l'Ouest, elle est bien ensoleillée ; aussi jouit-elle d'un climat plutôt tempéré, bien que sujet à de brusques variations, comme tous les climats de montagne ; variations, contre lesquelles le malade doit se tenir en garde.

Au centre même de la Bourboule, se trouve un grand parc, ombragé, avec de place en place de vastes pelouses. C'est là un attrait considérable pour une station qui a surtout une clientèle d'enfants. Si l'on veut marcher, multiples et variées sont les excursions plus ou moins longues que le baigneur peut faire dans les environs. Mais, ce qui fait la joie des enfants et souvent des adultes, c'est la promenade à dos d'âne ou en voiturette à âne !

D'ailleurs, ce ne sont pas les seules distractions de la Bourboule. Comme dans toutes les stations thermales, on y trouve un casino, offrant des concerts, du théâtre, du cinéma, des thés dansants, des bals, des salles de jeux, un cercle privé pour le baccarat, etc. Pendant la saison, une ou plusieurs fêtes de bienfaisance sont organisées par un comité spécial. Pour les amateurs de sports, il y a de superbes tennis, un roller skating-ring et l'on parle même de l'agencement d'un terrain de golf sur le plateau de Charlannes ! D'autre part, le concours hippique de la Bourboule, qui avait lieu avant la guerre, va être rétabli à partir de la saison prochaine.

PREMIERE PARTIE

Les Etablissements thermaux

Revenons maintenant à des questions plus intéressantes pour nous médecins.

La Bourboule possède trois établissements thermaux. Alimentés par les mêmes sources, les divers modes de traitement y sont sensiblement identiques ; aussi, ne diffèrent-ils que par leur confort, ce qui permet d'y soigner des malades de toutes les classes sociales.

Le plus ancien en date et partant le plus primitivement installé est l'établissement Mabru, actuellement classé comme étant de troisième ordre. Beaucoup plus moderne déjà est l'établissement de second ordre, fondé par le Docteur Choussy.

Fermé au public pendant la guerre, il s'ouvrira à nouveau en 1920, après avoir été remis en état. Enfin, en 1877, la Compagnie des Eaux commença le grand établissement des Thermes, situé en plein centre de la ville. Terminé en 1907 seulement, divers services subirent pendant l'hiver 1910-1911 de sérieuses améliorations. C'est l'établissement de premier ordre, les prix du traitement y sont sensiblement plus élevés qu'à Choussy et surtout qu'à Mabru.

Au milieu d'un grand hall central se trouvent les buvettes ; à droite et à gauche, les salles de gargarismes et de pipette nasale. Quatre galeries en partent menant aux cabines de bain d'un côté, aux salles d'inhalation, de pulvérisation et d'hydrothérapie de l'autre. Par de larges baies vitrées le soleil et l'air pénètrent abondamment ; tandis que, le carrelage du sol et des murs permet l'entretien facile de cet établissement.

Différents modes de traitement y sont appliqués aux malades après prescription du médecin consultant. Nous allons passer rapidement en revue les principaux d'entr'eux.

La Buvette. — Les eaux fortement arsenicales de la Bourboule sont des eaux thérapeutiques très efficaces ; à cause de cela, non inoffensives. La quantité de boisson prescrite journellement varie non seulement d'une personne et d'une saison à une autre, mais encore pendant la cure d'un même malade. Aussi, les eaux de la Bourboule ne devraient-elles pas être prises impunément, comme le croient certaines personnes, sans avis préalable et sans le contrôle d'un médecin consultant. Des verres gradués permettent de doser la quantité d'eau bue à chaque fois par le malade.

Les Bains. — Ils constituent un des modes de traitement les plus actifs de la Bourboule. Les bains sont pris dans des cabines dont les murs sont revêtus de céramique et le sol est carrelé. Dans les plus récemment aménagées, les baignoires métalliques ont été remplacées par de petites piscines rectangulaires ou arrondies, tantôt encastrées dans le sol, tantôt surélevées, ce qui leur assure une plus grande propreté. Une installation spéciale permet de donner au malade des douches locales ou sous-marines. Enfin, certaines cabines sont exclusivement réservées à l'usage de bains prolongés prescrits par les médecins dans les dermatoses.

Les Douches. — Elles peuvent être prises sous leurs diverses formes : grande douche chaude, tiède ou froide, douche locale, douche sous-marine, douche ascendante vaginale ou rectale, douche de vapeur, douche filiforme employée dans certaines affections cutanées. Des appareils spéciaux sont disposés pour les douches nasales et pharyngiennes.

L'Inhalation. — Ce mode de traitement agit sur les bronches et les voies respiratoires supérieures, à l'égal d'un pansement humide. D'autre part, il permet l'absorption de petites quantités d'arsenic par la muqueuse pulmonaire, ce qui lui donne une valeur thérapeutique toute spéciale.

L'eau minérale venant du griffon est d'abord comprimée à 80 atmosphères, puis envoyée dans des appareils poudroyeurs. Grâce à des ajutages filiformes en agate, elle est dirigée sur une palette en bronze inclinée à 45°. Elle s'y brise, s'y pulvérise. L'eau minérale ainsi poudroyée contient environ o gr. o3 cg. d'arséniate de soude par litre. L'air neuf destiné à la ventilation de la salle provient d'une cour déserte entourée de constructions suffisamment hautes pour qu'il reste pur. Il est chauffé par contact avec des radiateurs à ailettes et débouche dans la salle d'inhalation autour de l'appareil poudroyeur, entraînant dans son courant, l'eau pulvérisée formant un brouillard intense qui se répand dans la pièce. L'air vicié sort en deux colonnes, l'une dirigée vers les carreaux perforés du sol, l'autre vers le plafond.

Les salles d'inhalation sont au nombre de deux pour les hommes et deux pour les femmes ; l'une, chauffée à 28°, l'autre, à 30°. Les parois, le plancher et même le plafond vitré sont doubles pour éviter toute variation de température à l'intérieur de la salle. Tout autour de celle-ci sont disposés des bains de pieds dont les malades font usage pendant un temps plus ou moins long de leur séance d'inhalation. Les cabines, les couloirs et galeries qui entourent les salles d'inhalation sont également chauffées.

Pulvérisations, humage et gargarisme. — Il existe des salles spécialement aménagées pour cet usage. Le principe en est toujours le même : des cuvettes en faïence lavées par une nappe d'eau continue ; au-dessus, deux robinets, l'un alimenté par l'eau minérale à la température des sources (15 à 48°), l'autre par de l'eau dont la température a été portée à 60° dans un serpentin réchauffeur. Les malades peuvent donc faire varier la température du jet.

Suivant les cas, l'on emploie la pulvérisation au tamis ou à la palette.

Le humage diffère peu de la pulvérisation proprement dite. L'eau sort de l'appareil mélangeur à travers des ajutages d'agathe en six jets très fins, au lieu d'un seul, qui se brisent dans une coupe en porcelaine formant un brouillard respiré par le malade. Les coupes en faïence sont personnelles à chaque malade, quant aux tamis, palettes, etc., leur stérilisation est assurée dans des étuves métalliques électriques.

Lavages et douches de tête. — Ces soins sont donnés dans un service de coiffure auquel un séchoir électrique est annexé.

Massage sec et massage sous l'eau.

Les injections hypodermiques. — Ce mode de traitement n'est appliqué que par le médecin lui-même. La Compagnie des Eaux Minérales de la Bourboule livre l'eau arsenicale de la source Choussy en ampoules stérilisées, de o gr. 25 et o gr. 50, remplies par des procédés aseptiques et permettant dans certains cas d'intolérance gastrique ou d'anémie grave, de faire absorber au malade de l'arsenic par la voie hypodermique.

|Les Sources

Les différents services que nous venons de décrire sont alimentés par des eaux minérales provenant de trois sources dont la composition n'est pas exactement la même.

D'une façon générale, on peut dire que ce sont des *eaux arsenicales fortes, chlorurées et bicarbonatées sodiques*. De toutes les eaux minérales françaises ce sont les plus riches en arsenic, les eaux arsenicales fortes étant extrêmement rares, même à l'étranger.

Des analyses répétées ont permis de constater que la composition de ces eaux, captées avec soin, ne subissait aucune modification pendant leur parcours à travers les canalisations, depuis le griffon jusqu'aux divers établissements. Des mesures spéciales sont prises afin d'éviter une trop grande déperdition de chaleur.

En outre, ces sources se caractérisent encore par leur grande radioactivité, évaluée à une émanation de 3.56 milligr. minutes de radium pour l'eau et de 22.04 milligr. minutes pour les gazs, au griffon même. L'expérience (A. Laborde, 1908) prouve que quatre jours après extraction l'eau Choussy dégage encore 1.78 milligr. minutes de radium pour l'eau et 11.02 milligr. minutes pour les gazs. Ce sont des eaux minérales, actuellement connues, les plus radioactives de France et de l'étranger après celles de Badgastein, en Autriche.

TABLEAU COMPARATIF DES RADIOACTIVITÉS CONNUES

Sources	GAZ			EAU		
	i 103	n Rad. 4 j. après extraction	Rad. à la source	i 103	n. Rad. 4 j. après extraction	Rad. à la source
(1) Badgastein (Autriche)	360	39 6	79 2	»	»	»
(3) La Bourboule	100 5	11 02	22 04	360	1 78	3 56
(4) Luchon (Bordeu)	»	»	18 36	»	»	2 20
(2) Plombières..........	52	5 72	11 44	»	1 01	2 03
(3) Bussang.............	»	»	»	»	0 64	1 03
(1) Caldellas (Portugal) ..	17	1 82	3 64	»	»	»
(1) Bains-les-Bains.......	16	1 76	3 52	»	»	»
(1) Aix-les-Bains..	16	1 76	3 52	56	0 27	0 54
(3) Dirza (Corse).........	»	»	»	»	0 21	0 42

(1) Expériences de MM. P. Curie et A. Laborde.
(2)   »   A. Brochet (1908).
(3)   »   A. Laborde (1908).
(4)   »   Maireu et Lepape (1908).

Les sources Choussy et Perrière sortent d'une fissure dans le granit à une température de 60°. Captées au fond de deux puits elles n'ont plus que 56° à la sortie de ceux-ci. Par son débit (400 litres à la minute) et par sa plus grande richesse en arsenic assimilable, cette source constitue la recrue la plus importante des eaux minérales de la Bourboule. C'est l'eau Choussy-Perrière qui est le plus couramment employée en boisson, c'est elle qu'on utilise dans les services d'inhalations, de pulvérisations et humages. Pour les bains et les douches on l'emploie mélangée à l'eau des sources Croizat et Fenestre.

D'une saveur un peu salée, d'une odeur faiblement alliacée dans l'établissement, mais nulle dans le verre, limpide, claire, onctueuse au toucher, cette eau légèrement gazeuse est presque toujours bien tolérée et bue sans répugnance, même par les enfants.

La minéralisation totale de l'eau Choussy-Perrière est de 6 gr. 50 par litre, dont :

Arséniate de soude.................. o gr. 028
Chlorure de sodium.................. 2 gr. 84
Acide carbonique libre.............. o gr. 051
Bicarbonate de soude............... 2 gr. 898

La source Croizat n'est exploitée par la Compagnie des Eaux que depuis 1910, aussi ne joue-t-elle encore qu'un rôle secondaire dans la thérapeutique bourboulienne. Toutefois, on l'emploie en gargarismes et pour les bains associée aux eaux des autres sources. C'est la plus riche en chlorure de sodium ; source chaude (45°), son débit est de 200 litres à la minute.

La minéralisation totale de la source Croizat est de 9 gr. 85 par litre, dont :

Arséniate de soude....................	o gr. 025
Chlorure de sodium....................	5 gr. 63
Acide carbonique libre................	o gr. 68
Bicarbonate de soude..................	1 gr. 87

Les sources Fenestre sont captées dans le même puits. Leurs eaux se mélangent, ne donnant malgré tout qu'un faible débit : 140 litres à la minute. Ce sont des sources froides (19° au griffon), aussi les emploie-t-on pour refroidir les bains et les douches. Claire et légèrement gazeuse, l'eau de Fenestre est quelquefois employée en boisson.

La minéralisation totale de cette source est très faible (inférieure à 1 gr. par litre), dont :

Arséniate de soude....................	o gr. 004
Chlorure de sodium....................	o gr. 32
Acide carbonique libre................	o gr. 006
Bicarbonate de soude..................	o gr. 44

La source Clémence est une source froide (13°), franchement gazeuse, qui n'est employée qu'en boisson et à la source même. Elle est alimentée par les sources Marie-Rose et Henry, son débit reste néanmoins très faible : 12 litres à la minute. Voici sa composition approximative :

Arséniate de soude....................	o gr. 008
Chlorure de sodium....................	2 gr. 56
Acide carbonique libre................	2 gr. 32
Bicarbonate de soude..................	1 gr. 36

TABLEAU COMPARATIF DE LA COMPOSITION MINÉRALE
DES SOURCES DE LA BOURBOULE

	Choussy et Perrière (analyse Bouis et Lefort)	Croizat (analyse Carnot)	Source Fenestre (analyse de Wilm)	
Débit....................	400 l. pr min.	200 l. pr min.	140 litres à la minute	
Thermalité..............	56°	45°	19°8	19°
	gr. millg.	gr. millg.	gr. millg.	gr. millg.
Arsenic.................	0 007	0 006	0 0028	0 0022
ou arseniate de soude.....	0 028	0 025	0 0089	0 0077
Chlorure de sodium.......	2 P40	5 636	0 328	0 197
» de potassium....	0 162	—	—	—
» de lithium.... ..	0 017	—	—	—
» de magnésium...	0 032	—	—	—
Bicarbonate de soude......	2 898	1 875	0 444	0 410
» de chaux......	0 190	0 635	0 028	0 C15
» de magnésie...	—	0 187	0 006	0 005
» de fer.........	—	traces	0 008	0 005
» de potasse....	—	0 377	0 054	—
» de lithine.....	—	0 021	indéter.	indéter.
Sulfate de soude.........	0 203	0 410	0 033	0 031
Oxyde de manganèse	traces	—	—	—
Acide salicilique	0 120	0 109	0 062	0 034
Alumine.................	traces	—	traces	traces
Peroxyde de fer...........	0 002	—	—	—
Iode, bore.........·......	—	—	traces	traces
Acide carbonique libre	0 051	0 681	0 005	0 006
Minéralisation totale......	6 500	9 851	0 980	0 712

En résumé, on peut dire que 1 litre d'eau de la Bourboule
(Source Choussy) correspond à XXI gouttes de liqueur de
Fowler ; toutefois, l'expérience prouve que l'arsenic contenu
dans les eaux thermales agit plus efficacement sur les malades que les diverses préparations arsenicales actuelles de
notre pharmacopée.

DEUXIEME PARTIE

Dans cette deuxième partie, nous étudierons rapidement les principales indications thérapeutiques de la cure Bourboulienne. Nous verrons qu'elle agit favorablement dans : plusieurs maladies des voies respiratoires supérieures et inférieures, les anémies, les états de déchéance organique, diverses dermatoses, le diabète (forme hyper-hépatique), le paludisme, les maladies de l'enfance. D'une façon générale, nous pouvons dire que la Bourboule convient à toutes les affections à marche lente justiciables d'être traitées par l'arsenic ; au contraire, dans les maladies aiguës et fébriles, la cure Bourboulienne est contre indiquée. Enfin, n'oublions pas de mentionner l'action bienfaisante de l'altitude moyenne, du grand air et du repos ; ces facteurs agissent sur l'organisme simultanément aux eaux thermales dont ils augmentent la puissance thérapeutique.

Maladie des voies respiratoires inférieures

Bronchite chronique. — Après une saison à la Bourboule l'hiver est généralement bon, les rechutes s'espacent pour disparaître si le malade revient à la Bourboule pendant trois à quatre années consécutives. Les bronchites à répétition coïncidant souvent chez les arthritiques avec des manifestations cutanées, la cure Bourboulienne réalise dans ce cas un double but : action sur les voies respiratoires d'une part, sur la dermatose d'autre part. La guerre a considérablement accru le nombre des bronchitiques chroniques ; bronchite des pieds humides et des nez bouchés (Sergent) se compliquant souvent d'emphysème ou même d'asthme, ou encore, bronchite consécutive à une intoxication par les gazs. Tous ces malades bénéficieront du traitement arsenical et surtout des inhalations d'eau poudroyée de la Bourboule.

Emphysème. — Les cas d'emphysème au début, non compliqués d'une cardiopathie mal compensée ou de phénomènes congestifs, s'améliorent sensiblement à la Bourboule.

Asthme. — Dans l'asthme, la cure agit favorablement, aussi bien localement sur l'élément catarrhal, que sur le terrain lymphatique ou arthritique, cause originelle de l'affection dont le malade est atteint.

Adénopathies-trachéo-bronchiques. — Elles constituent surtout une des grandes indications du traitement Bourboulien chez l'enfant ; aussi, en reparlerons-nous à ce propos.

Prétuberculose. — Dans cet état pathologique qui précède l'apparition des signes nets de germination bacillaire, la cure Bourboulienne devient une ressource thérapeutique de premier ordre. Seront donc traités avec succès à la Bourboule tous les malades qui, soit par leurs antécédents personnels, soit par leur hérédité, ont des tendances à devenir des bacillaires ; que ces malades soient déjà des suspects ou simplement des prédisposés à la tuberculose.

1° PRÉDISPOSITIONS PERSONNELLES

a) Dans un premier groupe signalons tous les convalescents d'affections pulmonaires : bronchite aiguë, pneumonie, pleurésie...

b) Plus aptes à contracter la tuberculose, les convalescents d'une maladie grave, déprimante, seront fortifiés et rendus résistants par une cure, même légère.

c) L'action bienfaisante des eaux Bourbouliennes sur les suites de grippe (formes pulmonaire et nerveuse) nous intéresse tout particulièrement, étant donné le nombre considérable de malades atteints par la récente épidémie mondiale. Nous savons, en effet, que la grippe joue un rôle très important dans la pathogénie occasionnelle du réveil d'un foyer tuberculeux éteint ou latent.

d) Le surmenage, physique ou intellectuel, favorise l'évolution de la tuberculose ; aussi, l'arsenic et le grand air, permettent-ils à l'individu en état de moindre résistance, de lutter contre l'intoxication bacillaire. La Bourboule convient donc aux surmenés.

e) Il existe, comme nous avons cherché à le prouver une fois de plus dans notre thèse, tout un groupe de malades, formé surtout par des adolescents considérés comme des tuberculeux de par les symptômes physiques, fonctionnels et généraux qu'ils présentent. Ces malades ne sont pourtant pas des bacillaires; et, chez eux, cette symptomatologie ne découle que d'une insuffisance respiratoire prolongée, due à l'obstruction chronique du rhino-pharynx. Dans ce groupe, il faut classer les adénoïdiens, les porteurs de grosses amygdales, de cornets hypertrophiés, de tumeurs du rhino-pharynx, de polypes, d'une déviation et d'une crête de la cloison, etc. Parfois, il s'agit simplement d'une insuffisance respiratoire liée à l'étroitesse congénitale des fossés nasales. Il est facile de concevoir que ces malades offrent un terrain parfait au développement du bacille de Koch. Dès lors, on comprend l'action favorable du traitement sur de tels sujets. Les inhalations et le humage rétablissent dans certains cas, partiellement et temporairement, la perméabilité des voies respiratoires supérieures, il y a toujours diminution de l'inflammation laryngo-trachéo-bronchique concomittante et surtout amélioration notable de l'état général.

Toutefois, les résultats obtenus seront encore plus satisfaisants si la cure est faite après traitement du naso-pharynx par un spécialiste.

f) Il faut encore envoyer à la Bourboule, dès la première alerte, sinon préventivement, les personnes que les circonstances obligent à vivre constamment dans un milieu contaminé.

Soustraire le malade à son milieu pour l'envoyer dans une station où il bénéficiera à la fois du repos, du grand air et de l'action des eaux arsenicales, n'est-ce pas là une thérapeutique parfaite pour un prétuberculeux ?

2° PRÉDISPOSITIONS HÉRÉDITAIRES

Tous les individus, issus de parents tuberculeux, se trouveront bien d'une ou plusieurs saisons à la Bourboule ; surtout, lorsqu'une circonstance occasionnelle (puberté, grossesse, allaitement, maladie infectieuse, surmenage, etc.), permettant aux prédispositions humorales héréditaires de s'exercer, se surajoute à ces dernières.

Tuberculose. — Si le malade est déjà plus qu'un suspect, s'il présente nettement les signes physiques, les symptômes généraux et fonctionnels d'une tuberculose en évolution, le problème se complique. Pour certains médecins la Bourboule est systématiquement contre indiquée chez tous les tuberculeux avérés ; pour d'autres, il n'en est pas toujours ainsi. Nous pensons, qu'un bacillaire du début, dont la maladie suit une marche lente, qui ne se congestionne pas, qui n'a pas de phénomènes fébriles accusés, peut s'améliorer considérablement à la Bourboule. Quelquefois même, la cure entraînera une telle transformation du terrain que les lésions subiront un arrêt dans leur évolution. Par contre, le traitement ne convient pas aux tuberculeux avancés, ni même à ceux chez lesquels, dès le début, la maladie évolue rapidement ou qui présentent une tendance marquée aux hémoptysies. Il vaut mieux s'abstenir d'envoyer de tels malades à la Bourboule.

Affections du Nez, de la Gorge et des Oreilles

C'est là une question encore à l'état d'ébauche, mais sur laquelle nous espérons pouvoir apporter par la suite quelques observations intéressantes. Dès maintenant, signalons les bons résultats obtenus dans certaines affections du nez, de la gorge ou des oreilles.

Maladies du nez. — Les rhinites chroniques avec ou sans hypertrophie de la muqueuse nasale mais d'origine herpétique, arthritique ou lymphatique, les coryza à répétition des enfants, la rhinite chronique des hérédo-spécifiques et des spécifiques, certaines formes de la tuberculose nasale, le coryza des asthmatiques, sont justiciables d'être traités à la Bourboule. Enfin, la médication améliore le rhume des foins, affection que beaucoup d'auteurs rattachent à l'état arthritique et nerveux du malade.

Maladies du rhino-pharynx. — L'inflammation chronique du tissu lymphoïde de l'arrière-nez se rencontre chez les enfants lymphatiques ; d'où, l'indication de la cure arsénicale chez les adénoïdiens et dans le catarrhe naso-pharyngé.

Maladies du pharynx. — Pour la même raison, on nous envoie les enfants sujets à des amygdalites à répétition, ou porteurs d'amygdales hypertrophiées. Action très nette aussi dans la pharyngite chronique si souvent liée à l'état herpétique ou arthritique.

Maladies du larynx. — En employant avec prudence, à cause de leur action irritante sur le larynx, la pulvérisation, le humage et l'inhalation, on peut obtenir d'excellents résultats dans diverses formes de laryngite chronique : laryngite des arthritiques, laryngite hypertrophique, laryngite granuleuse, laryngite catarrhale simple. La cure est d'autant plus efficace qu'au surmenage vocal ou à l'affection du rhino-pharynx, origine de la lésion laryngée, s'ajoute un mauvais état général du malade qui entretient cette lésion. Le traitement s'attaque presque toujours favorablement à la laryngite prétuberculeuse, alors qu'il n'y a pas encore de tuberculose laryngée, mais des fréquentes poussées de laryngite catarrhale récidivante chez un malade suspect ou présentant déjà les symptômes d'une tuberculose au début. Les résultats obtenus chez ces malades sont souvent surprenants.

Maladies des oreilles. — L'otorrhée chronique des enfants scrofuleux et lymphatiques peut guérir plus ou moins complètement après une saison passée à la Bourboule. Il en est de même quelquefois pour l'eczéma du conduit auditif externe.

En un mot, nous pouvons résumer ainsi l'action double de la cure Bourboulienne dans les maladies du nez, de la gorge et des oreilles : action locale de l'humidité et de la chaleur sur les muqueuses, action générale de l'arsenic sur le terrain ou la diathèse.

Etats de déchéance organique

Nous avons vu quelles étaient les affections des voies respiratoires supérieures et inférieures qui, d'une façon générale, se trouvent bien d'une ou plusieurs saisons aux eaux de la Bourboule. Passons maintenant, rapidement en vue, les états de déchéance organique pour lesquels l'arsenic et le grand air constituent deux facteurs actifs de guérison.

Tout d'abord, le groupe très vaste des *anémiés,* quelle que soit la cause primordiale de l'anémie :

1° Anémies post-hémorragiques survenant après un traumatisme, un accouchement ou encore après une intervention chirurgicale.

2° Anémies consécutives à une maladie aiguë grave, (grippe, érysipèle, thyphoïde, etc.), à une maladie infectieuse de l'enfance, à une affection chronique (tuberculose, syphilis, paludisme, etc.).

3° Anémie des enfants débiles, rachitiques ou lymphatiques.

4° Anémies liées à des conditions hygiéniques défectueuses, manque d'air, nourriture insuffisante, surmenage, surtout fréquentes pendant les années de croissance.

5 Anémie prétuberculeuse qui crée un terrain si favorable à l'évolution de la bacillose.

6° Anémie des jeunes filles ou chlorose.

7° Anémies coloniales.

Chez tous ces malades, la cure provoque une hyperleucocytose portant surtout sur les polynucléaires en même temps qu'un accroissement rapide et notable des hématies avec élévation du taux de l'hémoglobine ; aussi, le malade reprend-t-il vite des couleurs et des forces à la Bourboule.

Les *lymphatiques*, enfants ou adultes, trouvent à la Bourboule des agents thérapeutiques très efficaces. Nous avons déjà mentionné la richesse des eaux (surtout de la source Croizat) en chlorure de sodium ; dès lors, l'on conçoit l'heureuse influence que la cure peut avoir sur les adénopathies et les diverses affections chroniques évoluant sur un terrain lymphatique.

Il convient encore de signaler le rôle bienfaisant du grand air, de l'altitude moyenne et du traitement, dans les états de *dépression nerveuse* associés à une déchéance organique plus ou moins prononcée, entr'autres dans la *neurasthénie.*

Maladies de la Peau

Remarquons une fois de plus que la Bourboule n'améliore pas seulement la lésion locale mais aussi l'état général du malade qu'elle modifie rapidement. La plupart des dermopathes sont, en effet, des arthritiques, des herpétiques, des lympathiques, des syphilitiques, des diabétiques et quelquefois des tuberculeux.

Les bains, les douches locales et filiformes, agissent particulièrement sur la lésion cutanée ; le prurit se calme, l'inflammation diminue, la peau devient onctueuse et souple, puis, peu à peu, l'épiderme détruit et altéré se régénère sous l'influence du traitement. Quant aux inhalations et à l'eau prise en boisson, le résultat de leurs effets thérapeutiques, consiste dans une complète transformation du terrain sur lequel évoluait la dermatose.

Groupons d'abord, les affections cutanées, sur lesquelles les pratiques hydro-minérales n'ont qu'une action réparatrice faible mais qui mérite d'être recherchée ; car, elle peut être utile dans certains cas rebelles.

a) Dermatites exfoliatrices.

b) Dermatoses d'origine microbienne : echtyma, impétigo, pyodermites, folliculites, sycosis.

c) Pelades.

d) Lupus. Quelle est au juste l'action des eaux sur le lupus ? Elle est très discutée par les confrères de la station. Pour le lupus érythémateux, l'on signale des cas de guérison complète. Le lupus vulgaire semble plus rebelle ; toutefois, s'il ne guérit pas toujours à la Bourboule, il y est très souvent amélioré parallèlement à l'état général du malade. Il faut donc tenter la chance et combiner le traitement hydro-minéral à un traitement local par scarifications ou cautérisations.

Il nous faut maintenant parler dans un deuxième groupe, des clients sérieux de la Bourboule.

I. — *Eczémas,* chroniques, papulo-vésiculeux, séborrhéiques. Même au cours d'une poussée aiguë le traitement n'est pas contr'indiqué si l'on a soin de l'appliquer avec une extrême prudence.

II. — *Acnés inflammatoires* sous leurs diverses formes (acné simple ou juvénile, acné polymorphe, acné rodens, acné rosée ou coupe rose).

III. — *Ichtyose,* affection rebelle à tout traitement et dont la guérison complète semble chimérique, mais que du moins, la cure Bourboulienne, fait disparaître pour un temps généralement assez long.

IV. — *Herpès chronique* (herpès buccal récidivant, herpès génital, herpès névralgique).

V. — *Prurits* localisés ou généralisés. S'il y a simultanément des plaques, nettement circonscrites, de lichénification, la douche filiforme donnera souvent d'excellents résultats.

VI. — *Prurigo simplex et prurigo de Hebra.*

VII. — *Lichen plan.* Affection fortement prurigineuse et d'ordre neuro-arthritique.

VIII. — *Urticaires récidivants.*

IX. — *Erythèmes,* d'origine interne (érythème scarlatiniforme récidivant, érythème polymorphe) et érythèmes professionnels de cause externe. A ces derniers on peut rattacher les *engelures.*

X. — *Psoriasis.* Encore une dermatose manifestement améliorée par le traitement. L'inflammation disparaît, la peau est en quelque sorte nettoyée, les poussées s'espacent par la suite ; mais, il ne faut pas se leurrer et croire que la guérison complète soit fréquente. Cependant, le malade retire un tel bénéfice de la cure, que, nous pouvons la considérer dans le psoriasis, comme une indication thérapeutique majeure.

XI. — *Manifestations cutanées de nature syphilitique.* Nous reviendrons sur cette question dans le chapitre suivant.

La Syphilis

Etant donné l'importance actuelle de l'arsenic dans le traitement de cette maladie, il est tout naturel qu'on tâche de faire alterner ou même d'associer au traitement par les injections sous-cutanées, une cure arsenicale. D'ailleurs, l'expérience a prouvé que l'on peut, en réalisant ces conditions, obtenir de beaux résultats dans divers accidents de nature spécifique (dermatoses, laryngite, troubles nerveux, etc.). Les hérédo-spécifiques seront de même soignés avec succès à la Bourboule.

Paludisme

De nos jours, cette affection parasitaire prend rang parmi les grosses indications de la Bourboule. Le nombre des paludéens s'est considérablement accru pendant la guerre. Peu nombreux sont les soldats revenus de l'armée d'Orient qui ont échappé à cette affection. Nous devons donc faire tout notre possible pour éviter une propagation plus grande du mal :

1° en isolant le malade. Ce n'est pas chose facile dans une maladie qui évolue par accès plus ou moins fréquents ! Dans les montagnes, nous savons qu'il n'y a pas de moustiques transmetteurs ; aussi, peut-on envoyer les paludéens à la Bourboule où tout danger de transmission est écarté.

2° en luttant contre la maladie elle-même. L'efficacité de l'arsenic dans le traitement du paludisme est reconnue depuis longtemps. Il agit surtout sur l'anémie, conséquence fatale des accès répétés de fièvre paludéenne.

Pour ces deux grandes raisons : absence de moustiques et eaux fortement arsenicales, la Bourboule est de toutes les stations hydro-minérales françaises, celle qui convient le mieux aux paludéens. D'ailleurs, la preuve nous en a été fournie pendant la guerre ou un grand nombre de paludéens en traitement à l'hôpital militaire de la Bourboule s'en sont fort bien trouvés.

Diabète

Les eaux arsenicales ne produisent pas les mêmes effets sur toutes les formes de diabète. Jamais dangereuses, si elles sont maniées avec soin, elles agissent toutefois avec prédilection sur la forme hyper-hépatique du diabète. Décrite par le professeur Gilbert, celle-ci se caractérise surtout par son action débilitante sur l'organisme. Sous l'influence du traitement, il y a un véritable relèvement des forces du malade, une diminution parallèle de la glycosurie et de l'azoturie, une disparition des complications cutanées ou broncho-pulmonaires coexistantes.

Maladies de l'enfance

Dans ce dernier chapitre, nous allons réunir les principales indications de la Bourboule dans les maladies qui frappent plus particulièrement l'enfance.

Lymphatisme. — C'est une maladie presque exclusivement infantile de nature héréditaire ou consécutive à une affection aiguë ou chronique. Enfant chétif, malingre, se développant mal, quelquefois au contraire enfant boursouflé, mais toujours pâle et sans entrain : tel est le portrait d'un petit lymphatique. Il ne joue pas, n'a pas d'appétit. A chaque instant il s'enrhume, a mal à la gorge, toussote, ses ganglions s'enflamment et il a des accès de fièvre sans cause apparente. Souvent l'enfant a des blépharites, des conjonctivitées à répétition, ou encore une Otorrhée chronique. Sur de tels enfants, la cure Bourboulienne peut produire une véritable résurrection.

Du frêle bambin apte à contracter toutes les maladies infectieuses de l'enfance, à faire des complications sérieuses pouvant retentir sur toute sa vie d'adulte, la Bourboule fera un enfant gai et bien portant, qui passera un bon hiver sans rhumes ni bronchites.

Rachitisme. — Les petits rachitiques bénéficient également des eaux de la Bourboule. L'arsenic régularise la nutrition plus ou moins déviée chez ces malades.

Tuberculose ganglionnaire. — Avec la tuberculose osseuse elle constitue une des localisations les plus fréquentes de l'atteinte bacillaire chez l'enfant. Les lésions ganglionnaires regresseront grâce à la richesse des eaux en chlorure de sodium, tandis que l'arsenic modifiera favorablement l'état général du petit malade.

Anémies dues aux troubles de la croissance et de la puberté ou encore au manque d'air et d'exercices physiques.

Maladies de la peau comme chez l'adulte.

Convalescence de maladie infectieuse. — A la suite d'une maladie infectieuse quelconque, l'enfant reste affaibli pendant un certain temps. Si on peut l'envoyer à la Bourboule il en retirera un très grand bénéfice immédiat et surtout à distance.

Il convient d'insister sur l'importance de la cure après certaines maladies infectieuses, comme la grippe, la pneumonie, la broncho-pneumonie et la coqueluche.

Maladies des voies respiratoires. — Nous ne recommencerons pas à les étudier en détail. Il nous suffit de rappeler que la clientèle d'enfants de la Bourboule se compose principalement : d'*adénoïdiens* (avant et davantage encore après l'opération), de *porteurs de grosses amygdales,* de petits malades atteints de *coryzas chroniques,* de nature variable (lymphatique, spécifique, arthritique, etc.), d'*asthme infantile,* de *bronchites à répétition* et surtout d'*adénopathies trachéo-bronchiques.*

Hérédité. — Pour finir, disons que le traitement Bourboulien doit être ordonné, même à titre préventif, aux enfants sur lesquels pèse une tare héréditaire (spécificité, tuberculose, arthritisme, lymphatisme, etc.).

TROISIEME PARTIE

Il est peu fréquent de voir des accidents graves survenir au cours du traitement si celui-ci est contrôlé par un médecin et si le malade ne commet pas d'imprudences. Quelquefois l'on observe des phénomènes congestifs légers, de la céphalée ou encore quelques troubles gastro-intestinaux. Si même ils sont dus à la cure, ce qui n'est pas toujours le cas, il suffit de la suspendre momentanément ou de la régler différemment pour voir disparaître ses accidents peu dangereux.

Très rarement, le malade accuse un dégoût profond pour l'eau prise en boisson ou une intolérance gastrique absolue, il faut alors recourir aux injections sous-cutanées d'eau de la Bourboule, dont nous avons déjà parlé.

Comme pour toutes les stations thermales, il existe quelques contr'indications à la cure arsenicale de la Bourboule. Elles sont d'ailleurs peu nombreuses. D'une façon générale, il ne faut pas faire de traitement au cours d'une maladie aiguë. Les affections cardiaques non compensées, les lésions rénales ou hépatiques graves, les troubles sérieux des fonctions digestives, la tuberculose intestinale, la tuberculose pulmonaire à évolution rapide, fébrile ou congestive, sont des contr'indications formelles de la médication Bourboulienne.

CONCLUSIONS

I. — La Bourboule, station thermale, située en Auvergne, à 850 mètres d'altitude. Climat de montagne, variable, mais plutôt tempéré, offre aux baigneurs des distractions hygiéniques (promenades à pied, à dos d'âne, en voiture, tennis, golf, etc.), en même temps que des plaisirs mondains (casino, théâtre, concerts, jeux, bals, thés dansants, etc.).

II. — La Bourboule est accessible à toutes les bourses, car elle possède des hôtels et des établissements d'ordre et de prix différents. Plus récent, l'établissement des Thermes est le mieux installé ; toutefois, les modes de traitement y sont les mêmes qu'aux établissements Choussy et Mabru : boisson, bains, douches, pédiluves, massage sec et sous l'eau, gargarismes, douche nasale, pulvérisations, humages et inhalations.

Les inhalations de la Bourboule sont particulières à la station. L'eau minérale poudroyée, sous une pression de 85 atmosphères, par des appareils spéciaux, se transforme en un brouillard richement minéralisé qui se répand dans la salle.

III. — Les eaux qui alimentent les différents services de l'établissement, proviennent de :

2 sources chaudes (Choussy-Perrière et Croizat).

1 source froide (Fenestre).

Une autre source froide de moindre importance (source Clémence) n'est utilisée qu'en boisson et à la source même.

IV. — Nous pouvons résumer ainsi la composition des eaux minérales de la Bourboule :

Eaux radio-actives, richement minéralisées, arsenicales fortes, chlorurées et bicarbonatées sodiques.

La proportion de ces éléments variant d'une source à l'autre.

V. — La saison thermale de la Bourboule commence le 25 mai pour se terminer le 1ᵉʳ octobre.

La durée moyenne de la cure est de 25 jours ; toutefois,

ce chiffre n'a rien d'absolu et peut varier d'un malade à l'autre.

VI. — Voici les principales indications thérapeutiques de la cure Bourboulienne.

Maladies des voies respiratoires inférieures :

> Bronchite chronique vulgaire ;
> *Bronchite chronique des ypérités ;*
> *Emphysème ;*
> Asthme ;
> *Adénopathies trachéo-bronchiques ;*
> *Prétuberculose ;*
> Tuberculose dans certains cas à évolution lente, non fébriles et non congestifs.

Maladies du nez, de la gorge et des oreilles :

> Toutes les affections oto-rhino-laryngologiques évoluant sur un terrain lymphatique, arthritique, herpétique, spécifique.
> *Laryngite prétuberculeuse.*

Etats de déchéance organique :

> *Anémies* (quelle qu'en soit la cause) ;
> Lymphatisme ;
> Dépression nerveuse ;
> Neurasthénie.

Maladies de la peau :

> Dermatites exfoliatrices ;
> Dermatoses d'origine microbienne ;
> Pelades ;
> Lupus tuberculeux et érythémateux ;
> *Eczémas ;*
> Acnés inflammatoire ;
> Ichtyose ;
> Herpès chronique ;
> *Prurits,* prurigos ;
> *Lichen plan,* urticaire chronique ;
> Erythèmes, engelures ;
> *Psoriasis ;*
> Manifestations cutanées de nature spécifique.

Syphilis :

Paludisme :

Diabète : (surtout la forme hyper-hépatique, décrite par le professeur Gilbert).

Maladies de l'enfance :

> *Lymphatisme, rachitisme ,*
> *Tuberculose ganglionnaire ;*
> Anémies ;
> Maladie de la peau ;
> Convalescence de maladies infectieuses, grippe, coqueluche, etc...
> *Adénoïdiens, grosses amygdales ;*
> *Asthme infantile ;*
> *Adénopathies traché-bronchiques.*

VII. — Les contr'indications à la cure Bourboulienne sont peu nombreuses :

Maladies aiguës.

Tuberculose à évolution rapide, fébrile ou congestive.
Maladie de cœur non compensée.
Maladie grave du foie ou des reins.
Troubles sérieux des fonctions digestives.
Tuberculose intestinale.

VIII. — Dans les cas rares d'intolérance gastrique pour l'eau prise en boisson, on fera absorber au malade une quantité suffisante d'arsenic, grâce aux injections sous-cutanées d'eau minérale de la Bourboule.

IX. — La Bourboule produit sur le malade :

1° Un effet immédiat, du à l'altitude et au changement d'air, qui se manifeste par une augmentation de l'appétit et des forces, alors même que le poids peut diminuer légèrement et passagèrement sous l'influence du traitement.

2° Un effet à distance lié à la cure arsenicale. Après quelques semaines, le malade augmente de poids et passe généralement un bon hiver.

3° Un effet en quelque sorte local sur la lésion ou sur la maladie elle-même que le traitement améliore ou guérit complètement.

Presque toujours l'intérêt du malade est de revenir à la Bourboule pendant deux ou trois saisons consécutives, afin que cette amélioration persiste.